AF337824

DISSERTATION

CHIRURGICALE,

Sur la position convenable à l'extraction des Corps étrangers du Fondement,

Auctore ABRAHAMO SCHWITS.

Traduite par J. B. VARNIER, Étudiant en Chirurgie.

Avec Figure en Taille-douce.

DISSERTATION
CHIRURGICALE,
Sur la position convenable à l'extraction
des corps étrangers du fondement,

Auctore Abrahamo Schwits.

Traduite par J. B. VARNIER,
Etudiant en Chirurgie.

LES opérations de Chirurgie devant
se faire, ainsi que CELSE l'a dit, avec
sûreté, promptitude & agrément (*tutò,*
citò & jucundè) il est certain que pour
parvenir à ces fins, il faut que le Malade & le Chirurgien soient situés de la
maniere la plus avantageuse, & qu'on
ne peut trop prendre de précautions à
cet égard pour la perfection de l'exé-
cution projettée. Donc, c'est à l'Opérateur à mettre son sujet dans l'attitude
requise, à l'exposer au jour le plus fa-

A 2

vorable, à choisir des aides intelligens, à les placer suivant les services qu'il se propose d'en tirer, & à leur prescrire précisément les fonctions dont ils seront chargés. Il est vrai que ces attentions n'ont pas besoin d'être spécialement détaillées pour la plûpart des opérations ordinaires, où le simple bon sens & l'usage journalier apprennent aux moins instruits comment les choses doivent être ordonnées.

L'extraction des Corps étrangers du Fondement ne sembleroit pas mériter des préceptes particuliers, si l'on ne trouvoit pas dans des Recueils estimés par d'excellentes autres Piéces, des Mémoires où il y a des descriptions négligées, au point de faire douter de la capacité de ceux qui les ont publiées, lesquels au lieu d'éclaircir le sujet qu'ils traitent, ont la mal-adresse d'y jetter des obscurités dont il paroissoit devoir être exempt. On n'imagineroit pas que la preuve de ce que j'avance pût se trouver dans les sçavans Mémoires de la célébre Académie royale de Chirurgie. A la page 605. du Tome I I I. est une Dissertation, dont voici le titre :

COLLECTION de plusieurs observations singulieres sur des Corps étrangers, les uns appliqués aux parties naturelles, d'autres insinués dans la vessie, & d'autres dans le Fondement.

Par M. MORAND.

On y lit, page 620, l'observation suivante :

*Un Affiquot * introduit dans le Rectum.*

« Il se présenta à l'Hôpital de la
» Charité un homme âgé d'environ
» soixante ans, qui se plaignit d'avoir

* Le terme françois est *Affiquet*, petit morceau de bois tourné proprement, percé par un bout, que les femmes qui tricottent mettent à la ceinture pour porter l'aiguille sur laquelle se font les mailles. *Note du Traducteur.*

» dans le Fondement la Canulle d'une
» Seringue à lavement qui y étoit entrée
» toute entiere *& malheureusement ref-*
» *tée.* J'introduisis mon doigt dans le
» Rectum, je fentis un corps étranger,
» & j'eus recours, pour le tirer, à des
» tenettes pour la taille. Je n'avois
» point cru devoir prendre aucune
» précaution pour cette opération.
» L'homme incommodé *étoit débout;*
» j'introduisis la tenette, & lorfque le
» fujet *fentit* que le corps étranger étoit
» faifi, *il acheva l'opération* en fuyant
» fubitement, & nous laiffant *contem-*
» *pler* un gros Affiquot de Buis (*a*) long
» d'un demi-pied, dont nous ne pûmes
» *fçavoir l'hiftoire;* celui qui venoit d'en
» être délivré s'étant fauvé de l'Hôpital
» fans nous la faire.

Cet expofé peu intéreffant en lui-même

(*a*) „ C'eft un inftrument dont les femmes fe
„ fervent pour tricotter. „

répugne aux connoiſſances pratiques : Il eſt conſtant que les choſes n'ont pu ſe paſſer ainſi. Qu'on ſe repréſente l'embarras & la honte d'un homme de ſoixante ans, qui s'eſt enfoncé dans le gros boyau un morceau de bois long d'un demi-pied, & qui vient chercher du ſecours dans une Maiſon publique telle que l'Hôpital de la Charité de Paris. On l'examine, le Corps étranger eſt reconnu ; le dernier des Éleves auroit pu déterminer l'opération, & n'auroit pas eu grand mérite à la faire. Mais pour ôter du Fondement ce morceau de bois, l'homme a dû être mis dans une ſituation convenable, ou couché ſur le bord d'un lit, comme qui va recevoir un lavement ; ou le ventre & la poitrine ſur le lit, les pieds reſtant à terre. Dans l'une ou l'autre de ces attitudes, le Malade a ſûrement été contenu par des aides qui devoient écarter les feſſes pendant que le Chirurgien introduifoit les tenettes dans le Rectum : la prudence & la né- ceffité le réquéroient également. Il eft vrai qu'en obfervant ces régles on n'au- roit pu *enjoliver* le récit, en difant que le fujet avoit achevé lui-même l'o- pération, dès qu'il avoit *fenti* que le Corps étranger étoit faifi : la fuite du Malade, l'admiration contemplative du Chirurgien & des affiftans, le regret d'avoir dans la main un morceau de bois dont on n'a pu *fçavoir l'hiftoire,* parce que celui qui le portoit s'eft fauvé *fans la faire;* tous ces incidens obmis, auroient trop abrégé l'obfervation, déja fi courte. Il a paru plus agréable de fuppofer, contre toute vraifemblance, qu'aucun des Spectateurs n'a aidé le Chirurgien, & que l'homme s'eft tenu feul *& débout.* Dans quelle attitude étoit donc l'Opérateur ? Agenouillé derriere fon Malade, il s'eft contenté de faifir le

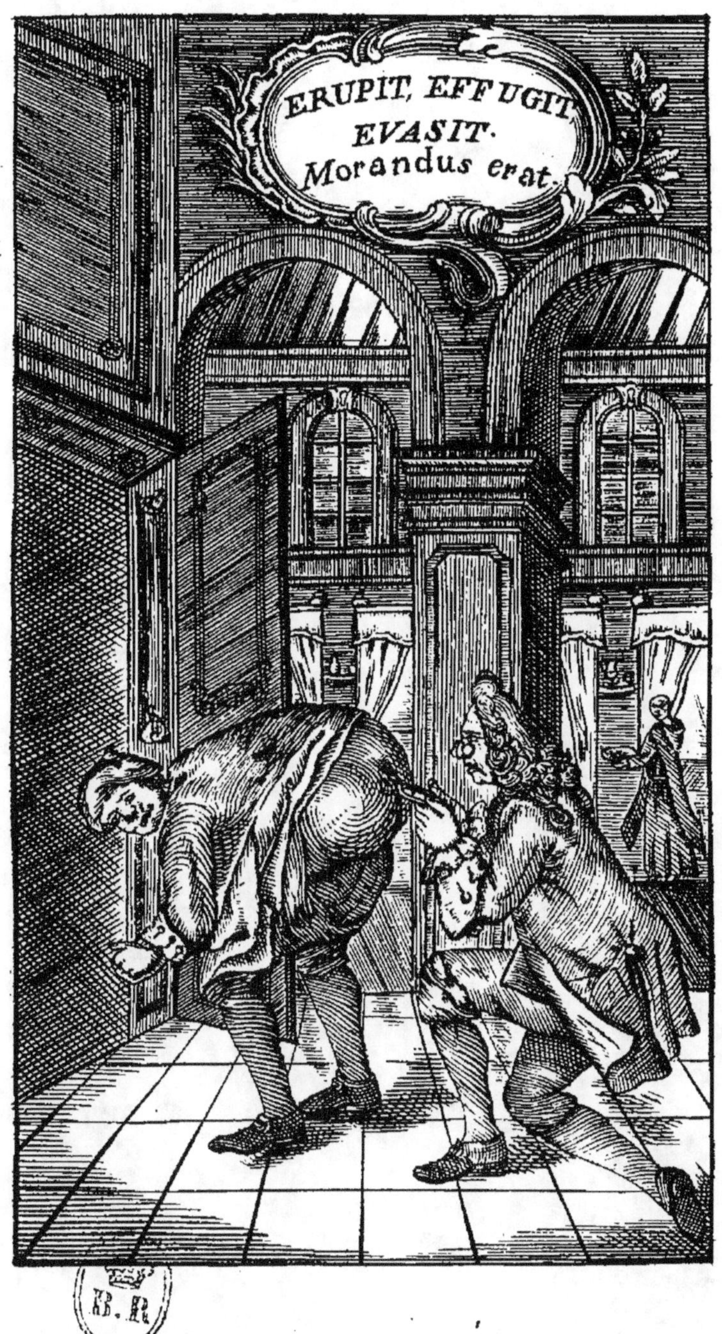

ERUPIT, EFFUGIT
EVASIT.
Morandus erat.

corps étranger; c'eſt le ſujet qui, en s'enfuyant, s'eſt en quelque ſorte deſ-empalé; c'eſt lui qui a été le principal Opérateur. Il auroit fallu du moins ſuppoſer pour cet effet qu'il étoit courbé en devant, ayant les mains appuyées ſur ſes genoux. Mais ne ſuffit-il pas de repréſenter le Chirurgien immobile, ſtupéfait, bouche béante, en admiration de cette fuite imprévue! Que n'a-t-on dit, pour la commodité de l'évaſion, que l'homme étoit venu en robe de chambre, ſans culottes, & que l'opération a été faite ſur le pas de la porte.

M. MORAND n'a pas réfléchi à toutes ces circonſtances, en mettant dans ſon Mémoire un fait ſi déplacé, ſi peu inſtructif, & que la maniere dont il eſt expoſé rend ridicule, de plat qu'il auroit été tout naturellement dans la vérité de la choſe. C'eſt ce qu'on ſe propoſoit de démontrer.